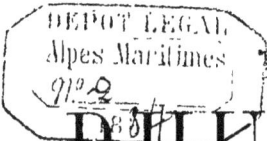

DU

RHUMATISME

COINCIDANT AVEC L'AGE CRITIQUE

ET

DE SON TRAITEMENT PAR LES EAUX DE LAMALOU-L'ANCIEN

Par le Docteur F. CROS

Médecin-Inspecteur
Ex-Médecin adjoint de l'Hospice de Bédarieux
Ex-Interne des Hopitaux civils de Toulouse
Membre correspondant
de la Société de Médecine et de Climatologie de Nice

Les observations faites avec justesse
conduisent à des conclusions également justes.

(Zimmermann, *de l'Eœpérience*).

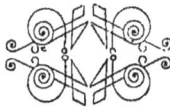

NICE

IMPRIMERIE VICTOR-EUGÈNE GAUTHIER ET Cᵒ

21, AVENUE DE LA GARE, MAISON WARRICK, 21

1884

DU

RHUMATISME

COINCIDANT AVEC L'AGE CRITIQUE

ET

DE SON TRAITEMENT PAR LES EAUX DE LAMALOU-L'ANCIEN

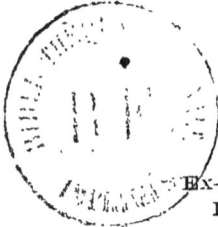

Par le Docteur F. CROS

Médecin-Inspecteur

Ex-Médecin adjoint de l'Hospice de Bédarieux
Ex-Interne des Hopitaux civils de Toulouse
Membre correspondant
de la Société de Médecine et de Climatologie de Nice

Les observations faites avec justesse
conduisent à des conclusions également justes.

(Zimmermann, *de l'Expérience*).

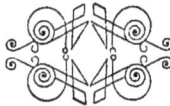

NICE

IMPRIMERIE VICTOR-EUGÈNE GAUTHIER ET Cⁱᵉ

21, AVENUE DE LA GARE, MAISON WARRICK, 21

—

1884

DU RHUMATISME

COINCIDANT AVEC L'AGE CRITIQUE, ET DE SON TRAITEMENT

PAR LES EAUX DE LAMALOU-L'ANCIEN

Par le Docteur F. CROS

Médecin-Inspecteur, Ex-Interne des Hôpitaux civils de Toulouse, Ex-Médecin adjoint
de l'Hospice de Bédarieux,
Membre correspondant de la Société de médecine et de climatologie
de Nice

Tous les auteurs qui se sont occupés de l'étude du rhumatisme chronique, ont reconnu l'influence exercée par le trouble des fonctions menstruelles sur le développement de cette affection.

L'aménorrhée, la dysménorrhée, la ménopause, la grossesse, l'accouchement, l'allaitement et le sevrage, ont été successivement notés comme causes occasionnelles d'arthropathies particulières, spécialisées par leur marche, leur pronostic et leur traitement.

Les eaux thermales de Lamalou-l'Ancien, où se donnent rendez-vous les rhumatisants de toute nature, offrent un champ favorable pour l'étude de cette affection. Aussi, avons-nous pu, dans ces trois dernières années, réunir cent quarante-neuf observations de rhumatisme coïncidant avec la cessation du flux menstruel.

La ménopause est d'ailleurs parmi les causes plus haut mentionnées, celle qui produit le plus fréquemment le rhumatisme, soit que déjà la femme y soit héréditairement prédisposée, soit qu'elle présente alors un terrain plus propice à la reproduction d'une affection diathésique, soit que l'âge de retour seul constitue une cause prochaine de l'arthritisme.

Si l'influence de l'hérédité est incontestable, il est plus difficile de dire dans quelles proportions elle se rencontre dans cette affection.

Sur les cent quarante-neuf cas observés, cinquante-huit fois seulement nous avons rencontré, chez les ascendants, du rhumatisme ou de la goutte ; chez les quatre-vingt-onze femmes restant, l'affection a brusquement débuté en même temps que s'établissait l'âge de retour, et sous l'influence de causes prochaines, habituelles, auxquelles ces malades avaient été toujours soumises.

Il est d'ailleurs facile à concevoir que la femme soumise pendant près de trente ans à une spoliation sanguine périodique ne puisse supporter l'arrêt définitif de cette excrétion habituelle, sans que l'équilibre de l'organisme en soit ébranlé.

Il faut que celui-ci s'accommode peu à peu à cette vie nouvelle et trouve, en remplacement de l'utérus inerte un débouché vers d'autres organes. Ce nouvel état ne s'établissant que lentement, c'est pendant cette période de tâtonnements et d'incertitudes, que sous l'influence des causes les plus insignifiantes, la fluxion arthritique s'établit et se continue.

L'invasion morbide n'est pas identique chez toutes les femmes. Chez celles qui sont le moins prédisposées par l'hérédité ou par un état diathésique qui se serait déjà manifesté et qui présentent en outre un tempérament nerveux exagéré, le changement d'état ne produit guère que de simples arthralgies, sans tuméfaction et sans déformation des articles. Il semble, dans cette forme, que l'innervation du grand sympathique, privé de l'important débouché que lui présentait périodiquement l'organe de l'ovulation, répande ailleurs son activité troublée en la pervertissant.

Chez celles, au contraire, qui présentent chez les ascendants des accidents rhumatismaux, ou qui dans leur enfance auraient subi d'autres atteintes, le rhumatisme s'établit d'emblée avec tous ses caractères. La pléthore sanguine résultant de la cessation du flux cataménial se décharge sur les articulations, s'y installe en produisant les désordres les plus graves et les plus tenaces.

C'est donc sous ces deux formes que nous avons observé le rhumatisme coïncidant avec la ménopause et voici dans quelles proportions :

ARTHRALGIES 45

RHUMATISMES ...... { Simple mono-articulaire.. 17
— poly-articulaire.......... 53
Progressif déformant 30
D'Heberden................... 4

La forme du rhumatisme douloureux est relativement fréquente dans nos observations. Il faut remarquer que ces arthralgies se rencontrent chez les sujets les moins âgés et qui traversent cette période des arrêts successifs, qui précède la cessation complète. Et comme l'invasion du rhumatisme chronique débute par les douleurs articulaires qui persistent longtemps avant que d'autres symptômes ne se déclarent, il est permis de croire que la plupart de ces cas ne sont qu'à la première période de l'affection rhumatismale qui se développera plus tard, à moins qu'il n'intervienne un traitement assez puissant pour arrêter cette affection.

En général, les articulations le plus souvent affectées sont les articulations supérieures ou coxo-fémorales. Celles des genoux et des pieds sont plus rares ou liées à un état diathésique.

Voici, d'ailleurs, dans quelles proportions les diverses articulations ont été frappées :

Épaules, coudes et poignets (ensemble).............	23
Articulations coxo-fémorales.....	13
Genoux et pieds (ensemble)	9
	45

L'affection débute par une douleur sourde siégeant dans l'article même s'exaspérant par les mouvements qui deviennent de plus en plus difficiles. Il n'existe ni rougeur, ni tuméfaction, ni chaleur ; rarement la fièvre accompagne cet état et il faut que les occupations journalières deviennent de plus en plus difficiles pour que la femme se plaigne et se préoccupe de son état.

La confusion de cette forme arthralgique avec le rhumatisme musculaire est fréquente. Mais la première est moins vive, plus continue ; la marche en est plus lente, la pression l'exaspère, ce qui tiendrait à faire croire que les tissus cartilagineux, fibreux, ou osseux qui constituent l'articulation ont subi quelques altérations qui ne sont pas apparentes extérieurement.

Dans les myalgies, outre une cause immédiate, la douleur est plus vive, plus aigüe ; le malade éprouve cette sensation caractéristique d'arrachement ou de déchirement. Souvent, la pression le calme ; enfin la marche en est plus rapide et la guérison plus habituelle.

Les douleurs fulgurantes de quelques affections médullaires pourraient aussi être confondues avec les arthalgies rhumatismales. Mais outre que ces affections sont rares chez la femme, leur rapidité, leur fugacité, leurs variations locales et les symptômes concomitants les distinguent des premières.

En résumé, les troubles apportés dans l'innervation par l'âge de retour coïncidant ou non avec l'hérédité, et, mises en jeu par une cause futile, placent la femme dans les conditions les plus favorables pour la production de cette forme de rhumatisme, qui n'est souvent que le prélude d'une forme plus grave.

Nous verrons à l'article traitement que c'est dans cette forme que l'on obtient les guérisons le plus sûres et les plus durables.

Nous avons subdivisé les cent quatre cas de rhumatisme chronique en :

RHUMATISMES ········ {
Mono-articulaire...............	17
Poly-articulaire................	53
Progressif chronique...........	30
d'Heberden	4
	104

Dans les dix-sept cas de rhumatisme mono-articulaire, les articulations atteintes sont par ordre de fréquence :

Les genoux.......................	8 fois
Les pieds........................	4 »
Les poignets.....................	2 »
L'épaule.........................	3 »
Le coude........................	1 »
	17 fois

Huit fois nous avons constaté de l'hérédité, cinq fois des affections rhumatismales antécédentes datant de la première enfance, avant la puberté, et qui, depuis lors, ne s'étaient plus représentées jusqu'à l'âge critique.

La plupart de nos malades attribuent l'invasion du mal à une cause antérieure : refroidissement, fatigue, convalescence d'une affection grave, etc., etc.; mais il est important de remarquer que ces femmes étaient depuis longtemps soumises aux mêmes conditions hygiéniques et climatériques sans que le rhumatisme se fût déclaré. Si donc on peut jusqu'à un certain point admettre que ces causes antérieures aient pu déterminer l'invasion morbide, il n'en est pas moins vrai que l'âge critique plaçait la femme dans une situation favorable et propice pour le développement du rhumatisme, et que ce nouvel état constitue réellement la cause prédisposante de l'affection qui nous occupe.

Les symptômes ne présentent de particulier que leur marche lente et chronique. Douleur initiale, quelquefois vive, le plus souvent fugace ; gêne de l'article envahi et tuméfaction consécutive ; la couleur et la température restent les mêmes ; on ne constate pas de fluctuation, mais un engorgement général qui déforme l'articulation ; déformation qui tient moins à un épanchement intra-articulaire qu'à un engorgement général des tissus fibreux, périphériques et quelquefois à l'épaississement des os eux-mêmes.

L'apyréxie est complète, la santé générale n'est pas altérée, mais une fois l'articulation prise, il est très difficile de la ramener à l'état normal. La résolution ne se fait pas bien franchement et il reste presque toujours une gêne dans les mouvements, avec une tendance au retour sur le même point.

Le rhumatisme poly-articulaire ne diffère du précédent que par le plus grand nombre d'articulations envahies et par suite par son plus de gravité.

Sur les cinquante-trois femmes observées, dix-sept fois l'hérédité a pu être constatée et, chez onze d'entre elles, l'état diathésique avait à plusieurs reprises manifesté sa présence. A part ce petit nombre, qui se trouvait dans des conditions spéciales d'aptitude morbide, les autres ont eu leur première atteinte à l'époque de la cessation du flux menstruel, avec une cause déterminante qui n'est jamais bien affirmée par les malades.

Les symptômes sont identiques à ceux de la forme précédente et se bornent aux troubles fonctionnels déjà décrits. Les articulations se tuméfient et s'engorgent successivement sans que la tuméfaction de l'une amène la résolution de la première atteinte, comme cela se passe dans l'état aigu. Une fois le rhumatisme établi sur une articulation, il ne se résout qu'avec la plus grande difficulté.

Les douleurs sont plus vives et suivent les variations barométriques. Les froids et les chaleurs excessives ne produisent pas de recrudescences, mais les oscillations brusques, le passage d'une température sèche à une plus humide exaspèrent les souffrances.

L'apyréxie est ici encore la règle générale ; quelquefois il y a pendant la nuit un peu plus de chaleur avec diaphorèse ; les réveils sont pénibles et les premiers pas difficiles, les mouvements sont plus entravés et ce n'est que peu à peu que les jointures s'assouplissent et permettent la marche.

Sous le nom de rhumatisme progressif chronique, nous avons réuni les trente observations suivantes qui auraient pu recevoir les différents noms que leur ont appliqué les divers auteurs : rhumatisme noueux, rhumatisme goutteux, arthrite déformante, etc., etc. L'influence du sexe dans cette affection n'est pas douteuse ; on sait que 8 0[0 environ des infirmes de la Salpêtrière en sont atteintes.

C'est surtout dans cette forme que l'influence de la ménopause s'est le plus souvent affirmée.

L'hérédité a pu être notée vingt fois sur trente et surtout la goutte chez les ascendants. Douze fois sur vingt elle existait dans les familles de nos malades. Par contre, aucune de ces femmes n'avait eu de rhumatismes antérieurs et l'arthrite déformante ne s'était établie qu'à l'époque critique.

Il nous a été très difficile de suivre la marche de l'affection et de savoir quelles articulations avaient été les premières envahies. Nous n'avons vu ces malades que dans la période d'état, les pieds, les genoux, et les mains déformés. Nous avons pu tout au moins constater la symétrie des articles tuméfiés.

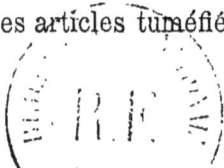

Il suffit d'avoir vu quelques-unes de ces pauvres malades se traînant péniblement sur leurs membres déformés pour avoir présent à la mémoire le navrant tableau et le cortège symptomatique de l'affection. Nous n'y insisterons guère.

Les sensations douloureuses, la raideur articulaire, les mouvements pénibles, d'abord passagers, s'accusent et se prononcent pour finir par des attitudes vicieuses, des déformations et des troubles trophiques des parties voisines.

Les malades que nous avons observées n'avaient pas encore atteint la dernière période pendant laquelle les mouvement s'abolissent, les ankyloses se produisent, et qui les rendent impotentes et obligées de garder le lit ou le fauteuil. Mais le pronostic n'en était pas moins grave et le traitement difficile.

Enfin, nous avons noté à part quatre observations de rhumatisme des petites articulations des doigts ou nodosités d'Heberden. Chez ces quatre malades, l'affection était bornée aux petites phalanges, sans autres phénomèmes ab-articulaires. Les doigts rétractés, les articulations ankylosées, présentaient au toucher les nodosités pisiformes caractéristiques de l'affection.

Il nous a été impossible d'attribuer à cette forme du rhumatisme une cause autre que l'âge critique ; appartenant à la classe riche, elles habitaient différentes latitudes, depuis l'Espagne jusqu'au nord de la France, et n'avaient éprouvé ni refroidissements, ni fatigues, ni autres causes capables d'avoir donné lieu à cette maladie. Leur âge seul et la disparition du flux menstruel pouvait être noté comme cause efficiente.

TRAITEMENT

Avant de parler des moyens employés contre l'affection rhumatismale il ne sera pas inutile de jeter un coup d'œil rapide sur les eaux de Lamalou-l'Ancien.

Classées sous divers noms par les différents auteurs d'hydrologie, nous avons dit ailleurs (*Du Rhumatisme viscéral*) que leur caractère essentiel et le plus important était leur alcalinité unie à des principes ferrugineux sous une haute température. Cette dernière prise dans la galerie des sources, varie de 31 degrés à 49 degrés centigrades, selon leur point d'émergence. Réunies et mélangées dans un bassin d'attente, elles arrivent dans les piscines à 34 et 36 degrés centigrades.

Leur minéralisation s'élève, d'après les dernières analyses, à 2°.179 de sels par litre, parmi lesquels les plus importants sont les bicarbonate de soude, de magnésie, de chaux, de manganèse et de fer, avec une légère partie d'arséniate de soude.

L'acide carbonique libre a été estimé à 318 c. c. par litre et se dégage à la surface de l'eau en y formant quand celle-ci est absolument calme, une pellicule irrisée qui disparaît au moindre trouble.

Les deux actions simultanées et que l'observation journalière met le plus en évidence sont : la sédation des douleurs d'abord ; ensuite la reconstitution de l'état général. C'est sans aucun doute cette double action, qui s'exerce principalement sur les affections rhumatismales que nous venons d'énumérer et que nous allons de nouveau passer en revue.

Disons auparavant que le traitement thermal est suivi dans les piscines par bains à eau courante de demi-heure à une heure de durée, traitement complété par des douches locales ou générales suivant les cas. En outre et pour les rhumatismes invétérés, on a établi depuis peu un vaporarium dans les galeries mêmes ou émergent les sources et dont les malades se trouvent à merveille malgré leur installation encore incomplète.

Sur les cent quarante-neuf malades observés, quarante-trois n'ont fait qu'une seule cure ; trente-huit sont venus deux ans, trente, trois ans ; vingt-deux, quatre ans ; quatorze, cinq ans ; cinq, six ans; deux, huit ans ; un, sept ans et un enfin douze années de suite.

La forme qui se trouve le mieux de l'action des bains de Lamalou l'Ancien, est sans contredit l'arthralgie rhumatismale, et les quarante-un cas qui se sont contentés d'une seule cure appartiennent à cette catégorie.

Ici, en effet, nous n'avons à faire qu'à l'élément douleur qui seul caractérise l'affection et sur lequel l'action sédative des eaux se produit immédiatement. Et soit que la crise passagère que traverse la femme par le fait de la cessation de son flux menstruel coïncide avec des névralgies passagères aussi, soit que ces douleurs ne préludent qu'à une invasion de rhumatisme articulaire, ce n'est pas rare de voir se borner là ces premières manifestations sous l'influence des eaux thermales. Il ne faut pas oublier d'ailleurs que ces affections se produisent de préférence chez les femmes à tempérament nerveux, névropathiques héréditairement, généralement anémiées et chez lesquelles l'irritabilité des fonctions nerveuses a depuis longtemps amené des troubles circulatoires, que le flux menstruel maintenait un équilibre, et qui par sa disparition laisse le champ libre à tous les troubles nerveux. Les deux actions sédative et reconstituante des eaux opère dans ces états morbides une heureuse modification.

Dans le rhumatisme simple et mono-articulaire l'action thermale est encore des plus favorables. Elle s'exerce dès le début sur la douleur qui accompagne presque toujours l'état fluxionnaire de l'articulation ; et celle-ci une fois calmée, la tuméfaction diminue, l'épaississement des tissus s'atténue de plus en plus et les mouvements deviennent plus faciles. Les exemples de guérison complète ne sont pas rares dans ce cas ; il suffit quelquefois d'une seule cure thermale pour mettre fin à ces phénomènes de congestion articulaire, surtout alors que les malades ne présentent aucune cause héréditaire et que la première manifestation rhumatismale ne peut s'attribuer qu'à l'âge critique. Mais même lorsqu'un état diathésique complique la nouvelle manière d'être de la femme et semble devoir prolonger le mal, l'action thermale ne se fait pas moins sentir, et si elle ne fait pas disparaître complètement les désordres articulaires, elles les amende considérablement et bornant à ce seul point l'attaque rhumatismale, préserve les autres articulations en empêchant la généralisation du principe morbide.

Le rhumatisme poly-articulaire comme le rhumatisme progressif chronique sont de guérison plus difficile et nous ne trouvons guère dans les quatre-vingt-trois cas observés de guérison complète. Il faut dans ces deux formes se contenter d'une amélioration plus ou moins sensible selon la gravité du mal. L'hérédité et la diathèse qui ont fortement enraciné l'état morbide sont deux puissants obstacles à la disparition complète des symptômes.

Mais l'amélioration est la règle générale et des cures suivies à Lamalou l'Ancien permettent aux malades, une vie plus tranquille.

Les douleurs s'apaisent par degrés. le frottement des surfaces articulaires s'opère sans souffrances et les mouvements sont par la suite plus faciles et plus doux.

Mais dans le rhumatisme chronique, les articulations ne sont pas les seuls points sur lesquels s'exerce l'action du principe morbide ; il n'est pas rare de voir ces affections se compliquer de douleurs musculaires aux environs de l'article ou de névralgies diverses. Les variations atmosphériques ont une grande influence sur ces diverses manifestations et exaspèrent l'acuité de la douleur.

Le traitement thermal agit surtout sur ces phénomènes diathésiques; il reconstitue l'état général, remonte les forces épuisées et supprime ces symptômes secondaires qui compliquent une situation déjà bien triste.

Dans le rhumatisme d'Heberden, dont nous avons noté quatre observations : nous n'avons rien obtenu pour la disparution des nodosités et des ankyloses des petites phalanges : Chez deux de ces femmes l'affection était indolente : les deux autres obtinrent un bénéfice du traitement thermal par la sédation de leurs douleurs.

On peut tirer de cette étude rapide deux conclusions : La première relative à la fréquence des affections rhumatismales coïncidant avec la ménopause ; la forme particulière, la marche des symptômes la guérison difficile de cettte affection, formant une espèce particulière dans le cadre nosologique, qui mérite l'attention.

La deuxième relative à l'influence des eaux de Lamalou-l'Ancien sur la guérison possible ou tout au moins l'amélioration, des principaux symptômes de cette grave maladie. Et sans chercher à expliquer cette action thermale qui reste encore mystérieuse, sans vouloir attribuer à certains éléments constitutifs de l'eau minérale des vertus curatives s'appliquant directement à des symptômes particuliers nous nous contenterons de constater par des observations minutieuses les effets obtenus, persuadés, avec Zimmermann, que « les observations faites avec justesse, conduisent à des conclusions également justes. »

TABLEAU DES OBSERVATIONS DE RHUMATISMES

SURVENUS PENDANT LA MÉNOPAUSE

~~~~~~~~~

Année 1879

~~~~~~~~~

Nos des Observat.	Age actuel	Age de la Menopause et début du rhumatisme		Diagnostic	Nombre des cures
8	49 ans		47 ans	Rhumatisme poly-articulaire, genoux, pieds, mains	2
16	50 —		46 —	Rh. coxo-fémoral et genou	3
18	48 —		45 —	Arthralgie genoux et pieds	3
23	49 —		46 —	Ar. coxo-fémorale et genou	2
29	48 —		46 —	Arthralgie genoux et pieds	2
30	48 —		47 —	Arthralgie épaules et coudes	1
35	52 —		46 —	Arthralgie épaules et mains	5
37	54 —		47 —	Rh. du pied droit	3
38	44 —	arrêts	44 —	Rh. des deux pieds	1
42	50 —		47 —	Arthralgie genoux et pieds	3
48	50 —		48 —	Rh. coudes et poignets	2
49	61 —		46 —	Rh. gen. et poign., nodosités	4
50	28 —	arrêts depuis	6 mois	Rh. général	1
53	57 —		48 ans	Rh. de l'épaule gauche et du coude	5
74	45 —		44 —	Rh. du genou droit	1
77	49 —		47 —	Arthralgie coxo-fémorale	2
80	42 —	arrêts	42 —	Arth. épaules et poignets	1
85	52 —		48 —	Rh. genou gauche	2
92	48 —		45 —	Rh. poly-articulaire	3
95	45 —		45 —	Rh. poly-articulaire	1
101	44 —	arrêts	44 —	Rh. général	1
107	48 —		47 —	Arthralgie épaules et coudes	2
109	47 —		46 —	Rh. des pieds	1
115	53 —		47 —	Arthralgie épaules et bras	2
118	51 —		46 —	Rh. des pieds	1
124	52 —		45 —	Arthralgie épaules et coudes	3
133	63 —		48 —	Rh. général	4
137	60 —		47 —	Rh. des deux genoux	12
139	44 —	arrêts depuis	8 mois	Arthralgie coxo-fémorale	1
141	57 —		46 ans	Arthralgie coxo-fémorale	3
143	53 —		45 —	Rh. du genou droit	4
145	57 —		46 —	Arthralgie genoux et pieds	3
158	60 —		47 —	Rh. général progressif	4
165	45 —		45 —	Arthralgie genoux et pieds	1
172	66 —		47 —	Arthralgie épaules et genoux	4

35 observations à reporter

Report :

35 observations

175	55 —			47 —	Rh. général progressif	5
176	42 —	arrêts depuis	4 mois		Rh. général simple	1
177	45 —			45 ans	Arthralgie coxo-fémorale	1
181	63 —			46 —	Arthrite coxo-fémorale	4
188	65 —			47 —	Rh. des genoux, tuméfaction	5
193	48 —			47 —	Rh. des pieds et mains	1
194	45 —	arrêts depuis	6 mois		Arthralgie des épaules	1
201	59 —			46 ans	Rh. des épaules et coudes	4
215	45 —			45 —	Rh. genou et pied droit	1
222	58 —			46 —	Rh. pieds et mains	5
226	50 —			47 —	Rh. genoux et pieds	3
229	62 —			46 —	Rh. général	6
236	45 —			45 —	Rh. général	1
237	54 —			46 —	Arthralgie coxo-fémorale	6
247	50 —			47 —	Rh. genoux et pieds	3
249	60 —			48 —	Arthralgie coxo-fémorale	7
250	62 —			47 —	Arthralgie genoux et pieds	4
268	44 —	arrêts depuis	5 mois		Arthralgie épaule droite	1
271	48 —			47 ans	Rh. genoux et pieds	2
282	54 —			48 —	Rh. genoux et pieds	3
285	54 —			46 —	Rh. général	4
288	66 —			47 —	Rh. des deux genoux	3
289	56 —			46 —	Rh. des deux genoux	3
300	65 —			47 —	Arthralgie de l'épaule gauche et du coude	4
313	45 —	arrêts depuis	6 mois		Coxalgie	1
329	50 —			48 ans	Rh. de la hanche, tumeur blanche	2
350	45 —	arrêts depuis	4 mois		Coxalgie	1
353	43 —	—	6 —		Rh. aigu, tuméfaction persistante	1
359	48 —			47 ans	Rh. des pieds	2
363	60 —			47 —	Rh. des genoux	5
376	56 —			47 —	Rh. général	5
387	44 —	arrêts depuis	6 mois		Rh. aigu, tuméfaction persistante	1
400	45 —			45 ans	Rh. général	1
408	47 —			46 —	Rh. du genou, arthralgie à l'épaule	2

69 observations

RHUMATISMES {	Mono–articulaire............	6
	Poly-articulaire.............	40
ARTHRALGIES diverses......................		23
		69

1880

Nos des Observat.	Age actuel		Age de la Menopause et début du rhumatisme	Diagnostic	Nombre des cures
19	42 ans	arrêts depuis	8 mois	Arthralgie des épaules	2
23	58 —		46 ans	Arthralgie des épaules, rhu-	
			45 —	matisme des pieds	4
26	45 —			Rh. de la hanche et pieds	1
52	65 —		47 —	Rh des genoux et pieds	6
56	62 —		47 —	Rh. de la hanche et pieds	4
58	45 —		45 —	Arthralgie générale	1
70	47 —		46 —	Rh. général	2
84	52 —		46 —	Rh. de l'épaule	4
87	52 —		47 —	Rh. général	5
88	45 —		45 —	Arthralgie des genoux	1
89	45 —		45 —	Rh. général	1
100	54 —		46 —	Rh. de la hanche	4
102	54 —		48 —	Rh. de l'épaule gauche	4
113	49 —		47 —	Rh. du pied droit	1
117	46 —		46 —	Coxalgie droite	1
118	53 —		47 —	Rh. des genoux et pieds	4
129	57 —		46 —	Arthralgie des genoux	3
150	49 —		47 —	Rh. des genoux et pieds	2
161	43 —	arrêts depuis	8 mois	Rh. des genoux et pieds	1
174	54 —		47 ans	Rh. de la hanche	2
185	45 —		45 —	Rh. général	1
207	44 —	arrêts depuis	10 mois	Arthralgie générale	3
210	67 —		48 ans	Rh. général, progressif	5
216	46 —		46 —	Rh. des genoux et pieds	1
217	45 —		45 —	Rh. des mains et pieds	1
222	58 —		49 —	Arthralgie générale	3
228	60 —		48 —	Rh. des genoux, tuméfaction	4
231	46 —		46 —	Rh. des genoux et pieds	1
236	56 —		47 —	Arthralgie	3
241	50 —		46 —	Rh. des pieds et bras	4
245	66 —		47 —	Arthralgie générale	2
247	48 —		46 —	Rh. général, tuméfaction	5
262	57 —		47 —	Rh. général	5
263	44 —		44 —	Arthralgie générale	1
264	58 —		46 —	Rh. du genou gauche	3
268	60 —		47 —	Rh. des genoux	8
274	57 —		49 —	Arthralgie coxo-fémorale	4
275	43 —	arrêts depuis	6 mois	Arthralgie générale	1
276	56 —		49 ans	Rh. épaule et coude	4
280	60 —		48 —	Rh. des genoux	6
282	48 —		46 —	Rh. du genou et pieds	2
293	50 —		47 —	Rh. du genou gauche	3
299	51 —		49 —	Rh. des genoux et pieds	3
301	48 —		45 —	Rh. général	2
316	47 —		46 —	Arthralgie genoux et pieds	2

45 observations

RHUMATISMES {	Mono-articulaire............	5
	Poly-articulaire.............	26
ARTHRALGIES diverses		14
		45

1881

Nos des Observat.	Age actuel	Age de la Menopause et début du rhumatisme		Diagnostic	Nombre des cures
25	67 ans		51 ans	Arthralgie générale	5
29	55 —		49 —	Rh. genoux, pieds, mains	3
44	57 —		50 —	Arth. des pieds et genoux	4
45	56 —		49 —	Rh. général	2
52	58 —		47 —	Rh. poly-articulaire	3
58	50 —		45 —	Rh. des genoux et mains	2
59	45 —		44 —	Rh. du genou gauche	1
64	58 —		48 —	Rh. du pied gauche	5
66	46 —		46 —	Art. des poignets et genoux	2
68	52 —		49 —	Rh. des genoux et mains	3
73	60 —		50 —	Rh. du genou droit	2
77	67 —		47 —	Rh. du poignet droit, tuméf.	3
87	62 —		48 —	Arthralgie du pied gauche	3
88	48 —		45 —	Rh. de l'ép. droite et coude	1
103	43 —	arrêts depuis	8 mois	Rh. de l'épaule droite	1
107	45 —		45 ans	Rh. des deux bras	1
108	44 —	arrêts depuis	5 mois	Rh. général	1
122	54 —		46 ans	Arthralgie des épaules	3
130	59 —		47 —	Rh. général	3
134	52 —		46 —	Rh. du genou	3
137	62 —		47 —	Rh. noueux des phalanges	2
143	44 —	arrêts depuis	6 mois	Arthralgie coxo-fémorale	1
145	52 —		48 ans	Rh. de l'épaule gauche	4
146	52 —		47 —	Rh. des deux pieds	3
148	53 —		47 —	Rh. noueux des phalanges	4
150	42 —	arrêts depuis	10 mois	Rh. général	1
152	53 —		46 ans	Rh. progressif, chronique	3
153	59 —		47 —	Rh. poly articulaire	4
159	53 —		45 —	Rh. des genoux	3
163	45 —		45 —	Rh. noueux des phalanges	1
164	44 —	arrêts depuis	6 mois	Arthralgie générale	1
167	46 —		46 ans	Rh. du poignet droit	1
173	56 —		46 —	Rh. des genoux	5
184	47 —		46 —	Arthralgie coxo-fémorale	2
195	58 —		47 —	Rh. noueux des phalanges	6

35 observations

RHUMATISMES	Mono-articulaire.............	6
	Poly-articulaire..............	17
	Noueux des phalanges........	4
ARTHRALGIES diverses.....................		8
		35

RÉCAPITULATION GÉNÉRALE

RHUMATISMES	Mono-articulaire.............	17
	Poly-articulaire..............	83
ARTHRALGIES diverses.......................		45
		149

NICE — IMPRIMERIE V.-EUG. GAUTHIER ET C°

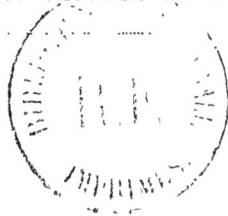

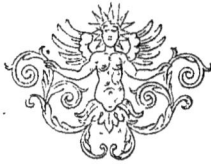

www.ingramcontent.com/pod-product-compliance
Lightning Source LLC
Chambersburg PA
CBHW050447210326
41520CB00019B/6103